OSTÉOMES MUSCULAIRES

LEUR ÉTUDE

CHEZ LA FEMME

PAR

Le Dr Pierre CROZE

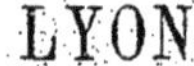

LYON

A. REY, IMPRIMEUR-ÉDITEUR DE L'UNIVERSITÉ

4, RUE GENTIL, 4

1899

OSTÉOMES MUSCULAIRES

LEUR ÉTUDE

CHEZ LA FEMME

OSTÉOMES MUSCULAIRES

LEUR ÉTUDE

CHEZ LA FEMME

PAR

Le Dr Pierre CROZE

LYON

A. REY, IMPRIMEUR-ÉDITEUR DE L'UNIVERSITÉ

4, RUE GENTIL, 4

1899

AVANT-PROPOS

Au moment de mettre en pratique les leçons de nos maîtres, nous tenons à les remercier de l'enseignement qu'ils nous ont donné, tant à la Faculté qu'à l'hôpital.

Tout d'abord, nous remercions nos maîtres en médecine. M. le professeur Bondet nous a donné nos premières leçons de pathologie interne et nous a initié à l'art si difficile de la clinique. Son enseignement si pratique nous a profondément intéressé et nous sera d'une grande utilité dans l'avenir.

Nous avons aussi profité largement des leçons de MM. les professeurs Teyssier et Renaut.

C'est avec M. le professeur Ollier que nous avons fait nos premières armes chirurgicales. Nous lui sommes profondément reconnaissant de son enseignement.

M. le professeur agrégé Gangolphe nous a témoigné une bienveillance qui ne s'est jamais démentie pendant tout le cours de nos études. C'est dans son service, à l'Hôtel-Dieu que, surtout, nous avons pu mettre la main à la pâte, comme on dit vulgairement, puisqu'il a bien

voulu laisser à notre responsabilité certains cas pathologiques dont il nous confiait la direction médicale. Nous
y avons appris beaucoup, et nous sommes sûr que, maintenant que nous allons aborder l'exercice de la médecine,
ses conseils nous seront d'une grande utilité.

M. le professeur agrégé Rollet, chirurgien des hôpitaux, a droit aussi à tous nos remerciements, d'abord pour
avoir bien voulu nous inspirer le sujet de notre thèse et
nous aider de ses conseils pour mener à bien notre travail et, en second lieu, pour les leçons qu'il nous a pro-
diguées pendant son séjour à l'Hôtel-Dieu, au service
ophtalmologique.

Nous ne saurions assez exprimer notre gratitude à
M. le professeur Arloing, pour la bienveillance qu'il
nous a toujours témoignée pendant le cours de nos études.

Nous n'aurions garde d'oublier M. le professeur Pierret.
C'est lui qui nous a initié à l'art si difficile du diagnostic
et du traitement des maladies mentales pendant le temps
trop court que nous avons passé comme interne dans sa
clinique de l'asile départemental de Bron.

M. le professeur Poncet a bien voulu accepter la prési-
dence de notre thèse. C'est un grand honneur qu'il nous
a fait. Aussi, lui en sommes-nous profondément reconnaissant. Nous n'oublierons pas de mettre en pratique, à l'avenir, les savantes leçons qu'il nous a été donné d'entendre
à son service de clinique chirurgicale à l'Hôtel-Dieu de
Lyon.

A tous nos amis, à tous nos camarades d'étude, nous adressons du fond du cœur le meilleur souvenir. De tous ces amis dont l'énumération serait trop longue, nous rappellerons seulement MM. les D^r. Moussard, Diot, Grousset, Goy et Bonnard.

Quant à notre camarade Balvay, interne des hôpitaux, que lui dire que notre vieille amitié ne lui ait déjà appris?

Les remerciements donnés à nos maîtres et que nous inspire la reconnaissance, les protestations à nos amis que nous dicte l'amitié, ne peuvent nous faire oublier ce que nous devons aux êtres qui nous sont les plus chers, père, mère, tantes, cousins, qui, non contents d'avoir rendu doux et agréable le temps écoulé, ont encore songé à notre bonheur à venir.

INTRODUCTION

A propos d'un cas d'ostéome intra-musculaire qu'il a présenté à la Société de chirurgie de Lyon, M. le Dr Rollet, chirurgien des hôpitaux, professeur agrégé, nous a engagé à prendre comme sujet de notre thèse les ostéomes intra-musculaires en général, et à rechercher ce qu'ils pouvaient présenter de particulier chez la femme. Nous pensions trouver, sur ce dernier point encore non traité, de nombreuses observations, vu le nombre assez considérable des cas d'ostéomes intra-musculaires relatés dans la science. Quel ne fut pas notre étonnement de n'en pouvoir découvrir que quelques-uns seulement, et cependant nous nous sommes efforcé de faire aussi complète que possible notre bibliographie. Nous avons fouillé en France toutes les thèses parues depuis vingt ans à Paris, Lyon, Bordeaux, Lille, les journaux et revues (*Archives provinciales de chirurgie, Archives de chirurgie, Congrès français, Bulletins et résumés de la Société anatomique de Paris, Gazette hebdomadaire des hôpitaux, Revue de Hayem*, etc.); à l'étranger, nous avons parcouru les différents volumes de *The Lancet*, les *Rétrospectifs translations*, le *New-York medical*, le *British medical Journal ;* en Allemagne, les revues et journaux, le *Iaresbericht*. Enfin, nous avons passé en revue les différents traités et livres s'occupant de la chirurgie des muscles. Malgré toutes nos recherches nous n'avons pu trouver que quelques cas d'ostéomes musculaires chez la femme.

Nous nous sommes donc borné à reprendre l'étude des ostéomes musculaires en général, en faisant, chemin faisant, les réflexions particulières que ces productions osseuses nous ont semblé présenter chez la femme, en insistant surtout sur la pathogénie et sur les rapports de certains cas de myosite ossifiante progressive et de l'ostéome intra-musculaire localisé.

Nous présentons de plus un dessin des os enlevés chez la malade de M. Rollet, et une radiographie prise avant l'opération.

OSTÉOMES MUSCULAIRES

CHEZ LA FEMME

CHAPITRE PREMIER

DÉFINITION. — HISTORIQUE

On donne le nom d'ostéomes intra-musculaires à des productions osseuses développées dans un muscle, à l'occasion d'un traumatisme direct ou indirect. Comme le dit Lejars[1], il n'y a rien dans l'ostéome musculaire qui rappelle les néoplasmes proprement dits ; de fait, il s'agit bien d'une ossification et c'est du tissu osseux qui constitue ces tumeurs. Des examens histologiques aujourd'hui nombreux en témoignent (Boppe,[2] Thiriar,[3] Orlow[4]). L'ostéome est constitué par de l'os spongieux à moelle fœtale, entourée de tissu fibreux et de fibres musculaires striées. On y décèle aussi des îlots de tissu cartilagineux qui sont la marque d'un processus régulier d'ossification. Nous éliminons ainsi les tumeurs ostéoïdes, tumeurs

[1] Lejars, *Traité de chirurgie.*
[2] Boppe, *Arch. méd. militaire*, 1892.
[3] Thiriar, *Société anat. de Bruxelles*, 1880.
[4] Orlow, *Wien, med. Woch*, 1898,

dans lesquelles le tissu morbide semble correspondre aux phases préliminaires de l'ossification ; mais jamais l'apparition d'ostéoblastes ne conduit à la formation de vrais ostéoplastes et à la stratification de vraies lamelles osseuses. Ce sont des tumeurs qui, selon Quénu, appartiennent aux sarcomes ou aux chondromes. Les ostéomes sont, eux, vraiment constitués par du tissu osseux. « Ce ne sont pas à proprement parler de vraies tumeurs, comme le fait remarquer M. le Dr Poncet[1]. Toutes les ossifications qui se produisent dans les muscles, dans les tendons et aussi dans les tissus où il n'existe à l'état normal aucune cellule osseuse, ne sont pas vraiement des ostéomes. Ce sont des manifestations du pouvoir de prolifération et d'ostéogenèse de quelques cellules arrachées à leur milieu ambiant et transportées dans d'autres conditions de vie. »

L'étude des ostéomes musculaires est de date récente. Mascarel[1], le premier, en 1840, en rapporte la première observation.

Quatorze ans plus tard, en 1855, Billroth[2] en rapportait un second cas. Puis, l'attention attirée sur ces productions osseuses, les auteurs apprennent à les reconnaître et en signalent de nombreuses observations.

Les Allemands : Wirchow[3], Volkmann[4], Orlow[5], Ludwig[6], Duns, Josephson[7] en rapportent plusieurs cas.

---

[1] Poncet, *Traité de chirurgie.*
[1] Mascarel, *Bull. de la Soc. anat.*, 1890.
[2] Billroth, *Deuts. Klin.*, n° 27, 1895.
[3] Wirchow, *Traité des tumeurs*, 1863.
[4] Wolkmann, *Franch. der Musheln und Schen*, 1872.
[5] Orlow, *loco citato.*
[6] Ludwig, *Centralbl. f. Chir.*, 1886.
[7] Josephson, *Deuts mil. Zeits*, 1874.

En France, ce sont surtout les médecins de l'armée qui ont observé cette affection, et dans les archives de médecine militaire, tour à tour se succèdent les observations de Tartière[1], Boppe[2], Labrevoit[3], Ramonet[4], etc. Enfin, à signaler de nombreuses études ayant rapport à des points spéciaux de l'affection.

C'est Berthier[5] qui étudie l'anatomie pathologique; Schmitt[6] l'étiologie et la symptomatologie; Capmas[7] la pathogénie.

Plusieurs fois, au cours de ses séances, la Société de chirurgie a eu des discussions sur ce sujet, et Delorme[8], Berger[9], sont venus discuter certains points de la question.

A Lyon, M. Rollet[10] a rapporté une observation intéressante d'ostéome intra-musculaire chez la femme.

Enfin, tout dernièrement, Reynier[11] a publié deux cas chez l'homme, parus dans la *Presse médicale*.

Actuellement, les observations d'ostéomes intra-musculaires sont assez nombreuses.

On peut en compter environ soixante cas. Chose

[1] Tartière, *Arch. méd. mil.*, XVII.

[2] Boppe, *loco citato*.

[3] Labrevoit, *Archives de médecine militaire*, 1893.

[4] Ramonet, *Archives de médecine militaire*, 1893.

[5] Berthier, *Arch. de méd. exp.*, 1894.

[6] Schmitt, *Revue de chir.*, 1890.

[7] Capmas, thèse de Lyon, 1826.

[8] Delorme, *Soc. de chir.*, 1890.

[9] Berger, *Soc. de chir.*, 1893.

[10] Rollet, Société de chirurgie de Lyon (*Province médicale*, 1828).

[11] Reynier, *Presse médicale*, 1898.

curieuse, presque toutes se rapportent au sexe masculin.

Chez la femme, nous trouvons une observation de Kouzmine[1], une autre rapportée par Simonot[2], une troisième par M. Rollet[3].

Cette année même, Hutchinson[4] en présentait un cas à la Société clinique de Londres. Enfin, un cas de M. le Dr Tillaux[5], rapporté par Souligoux.

[1] Kouzmine, *Journal de méd. mil.*, 1880, Saint-Péterbourg.
[2] Simonot, thèse de Paris, 1899.
[3] Rollet, *loco citato.*
[4] Hutchinson, *Soc. clin. de Londres*, 1899.
[5] Tillaux-Guépin, *Soc. anat. de Paris*, 1893.

CHAPITRE II

ETIOLOGIE

L'ostéome intra-musculaire n'est pas une affection rare.
Depuis quelques années surtout que l'attention est attirée
sur ce genre de productions, de nombreux cas ont été
signalés. C'est la littérature médicale militaire qui s'en
est surtout occupée, et, actuellement, en ne tenant pas
compte d'une localisation unique de ces ostéomes,
comme l'a fait Simonot dans sa thèse, qui ne s'est occupé
que des ostéomes du brachial antérieur, on peut compter
bien près de soixante observations de ce genre.

Presque toutes ces observations se rapportent au sexe
masculin. Ainsi, Simonot[1], dans sa thèse, sur vingt-huit
observations d'ostéomes intra-musculaires du brachial
antérieur, ne signale qu'un seul cas se rapportant au
sexe féminin.

Dans toute la littérature médicale française et étrangère
nous n'avons pu trouver que cinq cas analogues y compris
le sien.

L'explication de cette rareté de l'ostéome intra-musculaire chez la femme peut, peut-être, se trouver dans la

[1] Simonot, *loco citato*,

différence de genre de vie du sexe féminin et du sexe masculin.

C'est qu'en effet, à l'origine de presque tous les ostéomes musculaires, on signale un traumatisme. C'est ce qui explique sans doute aussi la prédilection de ces productions chez les militaires, surtout les cavaliers.

La femme se livrant à des exercices moins violents est moins exposée par conséquent à ce genre d'affection.

D'ailleurs, dans trois des observations que nous rapportons, le traumatisme est signalé. C'est une chute de bicyclette provoquant une luxation du coude (observation de Simonot) ; un coup de tête violent au niveau de la cuisse (observation de Rollet) ; un traumatisme au niveau du coude (observation de Hutchinson).

Cette rareté des ostéomes intra-musculaires chez la femme n'en est pas moins curieuse. Le fait qu'elle est moins exposée que l'homme aux traumatismes violents ne peut tout expliquer. Car, combien sont nombreux dans les services hospitaliers les traumatismes graves survenus chez des femmes (luxations ou fractures, même contusions simples ou suivies d'hématomes) !

Enfin, une de nos observations ne signale aucun traumatisme. Il semble, en ce cas, que l'ostéome intra-musculaire se soit développé par suite d'une prédisposition spéciale de la malade, sans qu'à l'origine le traumatisme fût nécessaire. C'est un fait curieux, car il semble établir une sorte de transition entre la myosite ossifiante localisée et certains cas de myosite ossifiante progressive. Nous aurons à y revenir au chapitre de la pathogénie.

L'âge est aussi un facteur important pour la produc-

tion des ostéomes intra-musculaires. C'est surtout chez
de jeunes sujets que se rencontre ce genre de productions.
Chez les hommes, presque toutes les observations se rapportent à des malades de vingt à trente ans. Quelques cas
cependant se rapportent à des sujets d'un âge plus avancé.
C'est ainsi que le malade de Lalesque[1] avait trente-cinq
ans ; celui de Thiriar[2] trente-six ans ; celui de Ramonet[3]
quarante-huit ans. Chez la femme la même exception se
rencontre, puisque Simonot[4] rapporte un cas survenu chez
une malade de trente-cinq ans. La différence consiste
surtout dans le cas signalé par Kouzmine. Sa malade
n'était âgée que de douze ans.

Ce dernier fait permet de répondre à une objection que
souvent on a mise en avant, à savoir que le jeune âge ne
peut être soumis à un traumatisme tel qu'un ostéome s'en-
suive. Dans ce cas, la production osseuse ne pouvait être
attribuée à un traumatisme, puisque la tumeur s'était
développée d'une façon spontanée.

Ceci nous permet en outre de nous demander si quelques maladies antérieures, quelques diathèses ne peuvent pas faciliter la production de ces ostéomes, créer
une sorte de prédisposition pour l'éclosion de ces tumeurs.
Malheureusement les observations sont muettes à cet
égard. Dans les 28 observations de Simonot on ne trouve
aucune allusion à l'état antérieur du malade ni à ses antécédents héréditaires. Il en est de même dans la thèse de

---

[1] Lalesque, *Journal de méd. de Bordeaux*, 1899.
[2] Thiriar, *loco citato*.
[3] Ramonet, *loco citato*.
[4] Simonot, *loco citato*.

Capmas[1], où se trouve consignées 28 observations d'ostéomes intra-musculaires. C'est un oubli regrettable et
qui empêche de jeter peut-être un jour plus grand qu'on
ne peut le faire sur la pathogénie de ces productions.
Chacun sait en effet que pour la myosite ossifiante progressive, dans les antécédents personnels du malade on
signale le rhumatisme. Ordinairement même, c'est chez
un rhumatisant, ou un enfant de rhumatisant, à l'occasion
d'un traumatisme qui n'est que le *primum movens*, que se
développe la myosite ossifiante progressive.

Ainsi, dans un travail complet sur ce sujet, à l'occasion
d'un cas de myosite ossifiante progressive observée chez
une fillette de deux ans et demi, D.-B. Boks[1] passe en
revue 22 cas de myosite progressive réunis dans la thèse
de Pinter[2] et apporte lui-même 16 nouvelles observations.
A ce propos, il insiste sur la disposition congénitale, les
rhumatismes antérieurs, et signale à l'origine d'un grand
nombre de cas, l'existence d'un traumatisme. Or, des pro-
tions osseuses localisées ont été signalées au cours de
rhumatismes chroniques.

Ainsi Barth[3], chez un sujet atteint d'arthrite déformante
de la hanche, a constaté, dans le muscle droit antérieur de
la cuisse, une plaque osseuse longue de 27 centimètres et
large de 7 centimètres. De même, Hayem[4] a observé
dans un cas d'arthropathie de l'épaule chez un sujet
ataxique, le développement de plaques osseuses dans l'épais-

---

[1] O.-B. Boks, Beitrag zur myositis ossificans progressiva
(*Berlin Klin. Woch*, n° 41 à 43, 11, 18 et 25 octobre 1897).

[2] Pinter, thèse de Wurzbourg, 1884.

[3] Barth, *Beitrag. z. Kenntn. d. atroph. Musc.*

[4] *Dictionnaire Dechambre*, article Membres.

seur du biceps. Dans ces deux cas, il s'agit bien d'ostéomes intra-musculaires localisés analogues à ceux signalés dans nos observations. N'y aurait-il pas une certaine corrélation à établir entre ces ostéomes sans traumatismes survenant chez ces diasthéniques, et ceux observés à la suite de traumatismes dans les observations de Simonnot et de Capmas[1]? N'y a t-il pas certains individus plus prédis - posés que d'autres pour la production de ces ostéomes? C'est en effet ce que faisait remarquer M. Ollier[2] à propos de la malade présentée par M. Rollet[3]. A son avis, cette malade semblait avoir une disposition toute particulière pour l'ossification. Or, cette prédisposition ne tiendrait-elle pas surtout aux antécédents héréditaires des malades ?

Maintenant, quels sont les muscles les plus souvent atteints d'ostéomes intra musculaires? Un grand nombre de groupes musculaires peuvent présenter ces productions osseuses.

Les muscles de la cuisse, et plus particulièrement les adducteurs, payent le plus fort tribut à la tumeur. Ainsi, sur les 55 cas d'ostéomes intra-musculaires que M. Boudin a réunis, 37 appartiennent au moyen adducteur. Viennent ensuite, comme ordre de fréquence, le grand adducteur et le vaste externe. Ce n'est pas la même proportion que nous trouvons pour les ostéomes musculaires observés chez les femmes. Sur 5 cas, 2 appartiennent au brachial antérieur et 2 autres au vaste interne.

---

[1] Capmas, *loco citato.*
[2] Ollier, *Province médicale*, 1898.
[3] Rollet, *loco citato.*

OBSERVATION 1

(Revue de chirurgie 1882, page 619. Extrait tiré du *Journal de médecine militaire*, décembre 1880, Saint-Pétersbourg, par le Dr Kousmine.

L'auteur rapporte un cas d'une tumeur siégeant dans le creux poplité d'une jeune fille de douze ans.

Cette enfant entra dans la clinique chirurgicale (service du professeur Sclifassowsky), ayant toute l'extrémité inférieure droite un peu atrophiée, la jambe en flexion sur la cuisse, en angle presque droit; dans le creux poplité, on sentait une tumeur dense, sans limite bien circonscrite, mobile dans le sens transversal, ne présentant pas d'adhérences avec les couches superficielles, et s'étendant dans la profondeur entre les muscles limitant le triangle supérieur du losange poplité; cette tumeur était douloureuse au toucher et, quelquefois, était le siège de douleurs lancinantes très intenses irradiant le long de la jambe. Le début de la maladie datait de cinq ans ; pas de cause apparente ; l'énucléation de la tumeur qui était contenue dans les muscles demi-tendineux et demi-membraneux fut très laborieuse.

Le nerf scatique reposait sur des pointes osseuses dans la gouttière où il passait. Macroscopiquement, la tumeur enlevée se présentait sous forme d'une masse de tissu conjonctif sclérosé, parsemée de nœuds plus durs, ayant la forme oblongue et ronde et réunis entre eux, qui, à la coupe, présentaient une coque osseuse et une partie centrale molle pulpeuse, d'une coloration brune.

L'examen microscopique montra qu'elle était formée par du tissu fibreux complètement formé ; les nœuds ossifiés présentaient à leur centre, sur une coupe transversale, de nombreux vaisseaux sanguins, de petites cellules embryonnaires et par places quelques extravasations sanguines. Des faisceaux de tissu fibreux circonscrivaient, en s'entre-croisant, des vacuoles remplies de cellules très réfringentes, ayant la forme arrondie et polygonale. Les cellules de même nature, que l'auteur croit être des ostéoblastes, tapissaient par place la partie osseuse périphérique.

D'après l'auteur, cette néoformation n'était que du tissu conjonctif sclérosé, produit d'un travail inflammatoire très long, au sein duquel, sous l'influence de l'extension de la jambe, se formaient des déchirures donnant lieu à des extravasations sanguines. Autour de celles-ci se formait une couche de tissu ostéoblastique qui, à sa périphérie, se transformait en tissu osseux.

OBSERVATION II

Clinical Society of London, janvier 1899 ;
Lancet, 99, page 163.

M. J. Hutchinson cadet présente un cas de myosite
ossifiante localisée, survenue après un traumatisme. Il
s'agit d'une femme âgée de trente-cinq ans, qui s'était luxé
le coude en 1890. Six semaines plus tard, on sentait, en
avant du coude, dans le brachial antérieur, une production
dure donnant la sensation de tumeur osseuse. Cette tumeur
gênait les mouvements de flexion et de pronation. Une
radiographie montra que la tumeur était indépendante de
l'os et qu'elle n'était pas due à une fracture de l'apophyse
coronoïde, suivie de déplacement.

OBSERVATION III

Des ostéomes du brachial antérieur (th. de Paris 99,
Simonot) — Observation fournie par M. Loison,
professeur au Val-de-Grâce.

Mme T.... trente ans environ, fait une chute de bicyclette sur le coude droit, vers le milieu d'avril 1899.

La tuméfaction, considérable, rend le diagnostic des
lésions difficile, et un chirurgien des hôpitaux pense à
une fracture de l'extrémité inférieure de l'humérus.

M. Loison voit la malade un mois après l'accident. Le
coude est resté volumineux, presque complètement im-
mobile, à angle obtus.

La radiographie, pratiquée le 19 avril, montre l'existence d'une subluxation du radius et du cubitus, en arrière,
et d'un volumineux ostéome du brachial antérieur.

Massage.

La malade devait revenir au bout d'un mois, mais elle
n'a pas encore reparu.

OBSERVATION IV

Dans l'article de Guépin *(Société anatomique de
Paris,* 1893, page 277, séance du 26 avril 1892).

Souligoux signale le fait d'une femme opérée chez
Tillaux. On avait cru à un lipome ; il s'agissait de tissu
osseux et, d'ailleurs, à la dissection des muscles, on
rencontra des productions osseuses.

OBSERVATION V

(Province médicale, page 593, 10 décembre 1898. —
Société de chirurgie. — Séance du 1ᵉʳ décembre.)

M. Etienne Rollet. — J'ai l'honneur de vous relater
l'observation d'une de mes malades, aujourd'hui presque
guérie ; ce cas présente certainement un réel intérêt ; il
s'agit d'un ostéome intra-musculaire du muscle vaste
interne.

Cette jeune fille est entrée dans mon service de l'hôpital de la Croix-Rousse le 14 juin dernier. Voici son
histoire : Agée de dix-sept ans, elle n'a ni antécédents
héréditaires, ni antécédents pathologiques. Elle s'est toujours bien portée jusqu'au jour de l'accident où sa maladie actuelle a débuté. Les parents sont vivants ainsi
que six frères ou sœurs ; elle est réglée normalement
depuis un an et demi.

Il y a un mois, dans l'atelier de fleuriste où elle tra-
vaille, une de ses compagnes tournant sur elle-même,
fait un faux pas et vient violemment la heurter de
la tête contre la partie externe et moyenne de la cuisse
gauche. La douleur à ce choc fut, paraît-il, très vive
et, au bout de quelques jours, la marche était devenue
pénible.

A son entrée dans le service, au niveau de la partie

interne et moyenne de la cuisse gauche, point très douloureux à la pression, avec légère tuméfaction allongée, profonde, semblant adhérente à l'os. Pas de fluctuation, pas d'ecchymose. Douleur spontanée assez vive, même la nuit. Rien aux articulations, pas de ganglions. Pas de température, excellent état général.

Jusqu'au 27 juillet, on traite successivement la malade par le repos, l'enveloppement ouaté, les calmants. Puis on administre de l'iodure de potassium et, enfin, des pulvérisations de chlorure d'éthyle avec bromure et hydrothérapie. La malade quitte le service ; la douleur a presque complètement disparu ; légère périostose au point du traumatisme.

Le 4 août, la malade rentre dans le service ; sous l'influence de la marche, les douleurs ont réapparu.

Songeant à une ostéo-névralgie d'origine traumatique et névropathique, après anesthésie à l'éther, je pratique une trépanation du fémur. On trouve une périostose circonscrite et un peu d'ostéite condensante. Pas de lésions musculo-aponévrotiques, pas de collections séreuse ou hématique.

La plaie s'est réunie par première intention ; la malade quitte le service en bon état.

Le 15 septembre les douleurs sont toujours vives. Anesthésie et nouvelle intervention par M. Adenot, suppléant M. Rollet ; on trouve des lamelles osseuses plaquées sur le vaste interne. On les extrait du muscle. Sutures.

Au mois d'octobre les douleurs réapparaissent encore. Je sens, à la palpation, le long du trajet de l'artère fémorale, une masse dure, irrégulière, que je mobilise avec la masse musculaire. Douleur très vive à ce niveau.

Troisième intervention le **24** octobre. Incision de 15 centimètres ; c'est l'incision de la ligature de l'artère fémorale à la partie moyenne. Je trouve dans l'épaisseur du vaste interne deux osselets d'une longueur de 4 centimètres environ. Ces os sont monoliformes, irréguliers dans le muscle et séparés de l'os. Autour, on recueille trois grains osseux isolés, comme des grains de millet. L'os sous-jacent, à sa partie antérieure et externe, est rugueux et épaissi, on le rugine avec détache-tendon. Sutures.

La plaie a un peu suppuré ; il n'y a pas eu réunion par première intention comme précédemment.

Aujourd'hui la malade va bien, doit quitter le service. Légère douleur dans la contraction musculaire, mais pas de tuméfaction, ni de douleur spontinée. La douleur provoquée par la pression est peu marquée et ne semble pas faire croire à la persistance de la pullulation nécrosique.

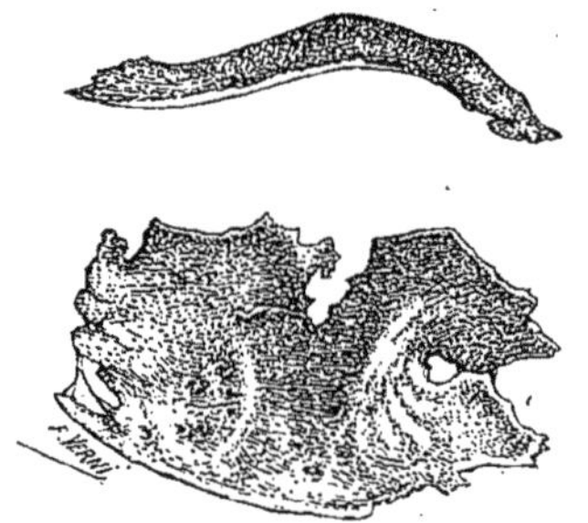

Os enlevés par M. le Dr Rollet, chez la malade de cette observation.
(Grandeur naturelle).

M. le Dr Paviot, chef du laboratoire des hôpitaux, nous a remis la note suivante au sujet d'un des petits os que nous lui avions adressé.

Après décalcification au liquide acéto-chromique, nous avons soumis les coupes obtenues aux colorations par le picro-carmin et l'éosine hématoxylique.

C'est, en effet, une lame de constitution nettement osseuse que nous trouvons au milieu de ce muscle.

Sans cette lame osseuse les systèmes de Havers ont une constitution parfaitement normale et régulière de tissus osseux dense.

Au contact du muscle, le tissu osseux s'arrête brusquement sur la plus grande surface de contiguïté; il en paraît comme décollé, mais cependant, sur un ou deux points, la coque fibreuse qui sépare le muscle de l'os se transforme ostensiblement en osséine, où des corpuscules osseux apparaissent de plus en plus nombreux. Ce dernier détail est surtout bien visible au picro-carmin.

Outre cette nappe fibreuse de séparation, le muscle a réagi au contact de l'os par une sclérose assez intense, et même des infiltrations embryonnaires, assez fréquentes, s'étendant assez loin de la nappe osseuse; enfin, au voisinage de celle-ci sont plusieurs artères frappées d'artérite très avancée.

Les fibres musculaires elles-mêmes, au voisinage de la nappe osseuse, ont souvent perdu leur striation et sont tuméfiées et vitreuses.

Nulle part on ne rencontre de cartilage.

Donc, il ne s'agit sûrement pas de calcification d'un hématome, mais de tissu osseux véritable et bien constitué. C'est un ostéome intra-musculaire.

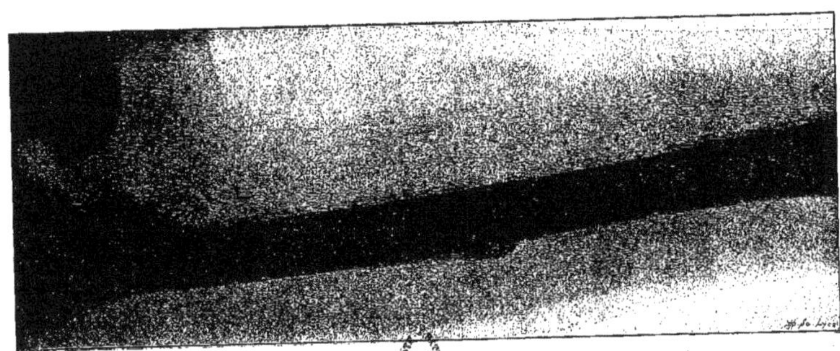

Ostéomes intra-musculaires du Vaste interne.

CHAPITRE III

SYMPTOMATOLOGIE

La symptomatologie des ostéomes intra-musculaires est loin d'être uniforme.

Parfois, quoique rarement, le malade ne s'aperçoit de rien ou ne souffre pendant la vie que d'une gêne bien minime. C'est ainsi que s'expliquent les cas de Billroth [1] et d'Albertin [2] qui ne découvrirent la tumeur osseuse qu'au cours de l'autopsie.

Habituellement et par ordre de fréquence, c'est la douleur qui ouvre la scène. Cette douleur peut être vive dès le début. C'est ainsi que la malade de M. Rollet [3] ressentit de prime abord une douleur très vive au point traumatisé.

Elle peut rester très vive jusqu'au moment de l'intervention. Habituellement, elle diminue et ne consiste plus tard qu'en une sensation d'endolorissement. Ce dernier se transforme en douleur vive à l'occasion de certains mouvements provoqués ou spontanés. Le plus souvent, l'acuïté de la douleur à la pression ne doit être attribuée qu'à la

---

[1] Bilroth, *loco citato*.
[2] Albertin, *Province médicale*, 1890.
[3] Rollet, *loco citato*.

compression des filets nerveux contenus dans les tissus interposés entre la tumeur et la main qui pratique le palper. C'est la même pathogénie à invoquer pour l'augmentation de la douleur chez les cavaliers atteints d'ostéomes intra-musculaires, au moment où ils montent en selle. Souvent, au début, la douleur ne peut être attribuée à l'ostéome. On comprend que dans les traumatismes s'accompagnant en même temps de luxation, de fracture et de production osseuse intra-musculaire, la douleur peut être autant attribuée à la luxation ou à la fracture qu'à l'ostéome. C'est ainsi que, dans l'observation rapportée ici et due à M. Loison, un chirurgien des hôpitaux de Paris crut à une fracture de l'extrémité inférieure du fémur et ne songea pas du tout à un ostéome intra-musculaire. La radiographie seule permit de déceler l'erreur.

Parfois, au début, la douleur est sourde et continue. Elle n'est plus spontanée et ne se manifeste qu'à l'occasion des mouvements provoqués. Elle commence avec le travail du muscle et cesse par le repos. Cependant, peu à peu les douleurs deviennent plus aiguës, les intervalles de calme deviennent de moins en moins prolongés et, finalement, la douleur s'installe d'une façon définitive et continue.

Au début, en même temps que se manifestent les premiers symptômes douloureux, on assiste au développement d'un hématome. Ce dernier n'est pas d'une importance capitale, car on l'a vu manquer, témoin le cas de Lalesque[1], celui de Kouzmine[2]. De plus, tous les héma-

---

[1] Lalesque, *loco citato*.
[2] Kouzmine, *loco citato*.

tomes sont loin de s'accompagner en grande majorité de
productions osseuses. D'ailleurs, nous verrons au chapitre
de la pathogénie que les épanchements sanguins ne peuvent se transformer en productions osseuses.

L'impotence est un symptôme important. Elle est loin
d'être uniforme pour tous les cas. Parfois, elle est rela-
tive et n'est vraiment gênante que pour certains mouvements ou dans certaines fonctions. C'est ainsi qu'on a vu
des soldats gênés ou même complètement empêchés de
monter à cheval, pouvant, à part cette impossibilité,
presque sans peine vaquer à leurs occupations ordinaires
une fois rentrés dans leurs foyers.

Naturellement aussi, l'impotence varie suivant le siège
de l'ostéome. C'est un point qu'il est inutile de développer.

L'impotence, ordinairement, relève aussi de trois facteurs
principaux : la douleur, l'impossibilité de contracter certains muscles ou la gêne dans le fonctionnement d'une articulation.

La douleur peut acquérir une acuïté telle, que le malade
se trouve confiné au lit et est incapable d'aucun mouvement. Kouzmine rapporte que, dans un cas, le nerf sciatique
reposait sur des pointes osseuses. Dans un cas de
M. Charvot[1] l'ostéome avait déterminé une névrite légère du
médian, et chaque fois qu'on venait l'explorer, le malade
ressentait une douleur très vive, qui s'irradiait jusqu'au
bout des doigts, en suivant le trajet du nerf. Chez un
malade de M. Delorme[2], la tumeur comprimait l'humérale

[1] Charvot, *Revue de chirurgie*, 1881.
[2] Delorme, *loco citato.*

et les veines internes au point de diminuer la circulation
du pouls radial, de gêner celle en retour de l'avant-bras
et de la main. Elle tiraillait le nerf médian, assez pour
déterminer une sensation d'engourdissement, des douleurs
sur son trajet, des troubles trophiques dans la main (peau
rugueuse érailleuse, épiderme desquamé) et pour diminuer
notablement la force de cette main.

L'impotence ne peut tenir qu'à l'impossibilité de contracter certains muscles, soit à cause de l'existence de la
douleur, soit à cause du volume de l'ostéome. Dans le cas de
M. Rollet, la malade ne pouvait contracter son vaste interne;
un ostéome des adducteurs empêche l'action de serrer les
cuisses et peut aussi empêcher un cavalier de se tenir à
cheval.

Enfin, l'impotence peut encore résulter de son voisinage au niveau d'une articulation. C'est ainsi qu'un ostéome, au niveau du coude, peut empêcher de fléchir l'avant-
bras ou le bras, et maintenir le membre atteint dans une
rectitude presque complète. La malade de Kouzmine avait
en plus une atrophie assez marquée de la jambe, cette
dernière en flexion sur la cuisse, en angle presque droit.

Les symptomes donnés par les signes physiques nous
sont d'un précieux secours. A l'inspection, souvent on ne
voit rien. Cela tient à ce que la région où siège l'ostéome
intra-musculaire est déformée par l'existence d'une luxation ou d'une fracture, ou encore à ce que la produc-
duction osseuse siège trop profondément et n'a atteint qu'un
très petit volume.

La palpation pourtant donne des renseignements
précis. Elle renseigne tout d'abord sur la forme. Celle-ci
est des plus variables. Tantôt fusiformes, tantôt ovoïdes

et aplaties, ces tumeurs sont d'un volume qui peut varier
de celui d'un œuf de poule à celui d'un œuf de pigeon.
Elles peuvent même ne consister qu'en lamelles osseuses
assez fines et isolées. Elles peuvent être lisses, de surface
régulière au toucher, comme aussi elles peuvent présenter
des aspérités. Dans certains cas, elles affectent une forme
moins géométrique et se montrent sous forme d'aiguilles
ou de stalactites osseuses. Il y a même des cas où ces aiguilles
osseuses sont multiples. M. Teyssier a trouvé, chez un sol-
dat, une tumeur osseuse remontant à 6 centimètres au-
dessus de l'épitrochlée, et fournissant, au niveau du pli du
coude deux gros prolongements, l'un interne, l'autre externe, qui remplissaient les dépressions antéro-interne et
antéro-externe, avaient le volume de l'index, et semblaient
accompagner jusqu'à leurs insertions les tendons du brachial antérieur et du biceps.

Ordinairement de consistance ligneuse, ces tumeurs ont
parfois donné au doigt explorateur une sensation de
grossière rénitence.

Elles sont mobiles dans le sens transversal ; cette mobilité augmente si l'on ordonne au malade de faire certains
mouvements, comme de fléchir l'avant-bras sur le bras
dans les cas d'ostéomes du brachial antérieur. Parfois, il
est même possible d'introduire l'extrémité de l'index
entre le corps de la tumeur et le plan osseux sous-jacent.
Le plus souvent, on ne peut les déplacer dans le sens du
grand axe des fibres musculaires.

Naturellement, la radiographie, dans ces cas d'ostéomes
intra-musculaires, est d'un grand secours. Souvent même
elle seule permet de porter un diagnostic précis. Habituellement elle montre la tumeur bien isolée et séparée de l'os

sous-jacent. Cependant il est une erreur sur laquelle il est important d'appeler l'attention. M. Reynier[1] vient tout récemment d'y insister à propos du cas suivant. Il s'agissait d'un jeune homme atteint d'ostéome du brachial antérieur. La palpation décelait une masse grosse comme deux noix environ, alors que la radiographie indiquait seulement quelques minuscules stalactites osseuses. Le même auteur en donne l'explication dans le cours du même article : « Si l'on fait des préparations microscopiques dans un ostéome qui s'est développé depuis longtemps, on trouve un véritable os, du tissu compact périphérique, du tissu spongieux au centre des canalicules de Havers ; bref, un os complet. Si l'on examine un ostéome jeune dans les premiers jours de son développement, on n'y rencontre pas encore de canalicules de Havers, mais bien des cellules osseuses en voie de formation et, par places, du tissu cartilagineux en train de se transformer en tissu osseux. Suivant donc l'époque de l'examen, on trouvera soit de l'os adulte, soit de l'os embryonnaire comme celui d'un fœtus. »

Cela explique nettement pourquoi l'on trouve de grandes différences dans les radiographies suivant le développement de l'ostéome. L'os est-il déjà bien formé, la radiographie en donne exactement la vraie forme et les dimensions réelles ; est-il photographié à son début, la radiographie donne les mêmes résultats que dans un jeune cal ; le tissu osseux de nouvelle formation paraît clair et les rayons X ne nous renseigneront pas exactement sur le volume de l'ostéome.

---

[1] Reynier, *loco citato*.

Les symptômes que nous venons d'énumérer sont naturellement les symptômes communs aux ostéomes intra-
musculaires qu'on peut observer dans les deux sexes. La
symptomatologie ne présente rien de particulier chez la
femme. Aussi, n'y insisterons-nous pas plus longuement.

CHAPITRE IV

DIAGNOSTIC

Nous venons de le voir, l'ostéome intra-musculaire a une symptomatologie caractéristique. S'ensuit-il que le diagnostic soit toujours facile? Il n'en est rien. Souvent des erreurs se produisent et même des erreurs commises par les hommes les plus éminents.

Tout d'abord, la variabilité de volume de l'ostéome peut faire errer le diagnostic. Un ostéome très volumineux, enclavé, peut faire croire à une volumineuse exostome. Au contraire, un ostéome de petit volume, consistant en fines languettes osseuses, peut souvent passer inaperçu.

Le mieux, pour arriver à un diagnostic précis, est de procéder par élimination.

En premier lieu, on éliminera l'hématome induré. Ce dernier, lorsqu'il est ancien, peut revêtir les caractères de l'ostéome (sensation de masse dure au toucher, à marche lente, sans douleurs vives) et faire croire à une tumeur osseuse. Delorme rapporte un cas de ce genre, où le prétendu ostéome disparut très rapidement par le massage involontaire, produit par la manipulation du membre atteint par de nombreux œdèmes. Mais le plus souvent, l'hématome se traduit par une sensation d'empâtement et non de dureté. Enfin, en cas de doute, la ponction exploratrice permettra de faire le diagnostic.

Habituellement, le lipome sera facilement distingué d'un ostéome musculaire. Le lipome présente une sensation mollasse générale, avec petits points plus durs. Mais s'il est profond, bridé par des aponévroses, on pourra parfois, le confondre avec un ostéome. De même, si une de ces productions osseuses est profonde, entourée d'une couche abondante de tissu adipeux et musculaire, on pourra le prendre en revanche pour un lipome. Tillaux lui-même commit une erreur analogue. Il croyait avoir affaire à un lipome et, au moment de l'opération, s'aperçut que sa malade était atteinte d'ostéome intra-musculaire.

La syphilis frappe souvent les muscles et, sous l'influence de la diathèse spécifique, on voit se développer dans le corps charnu musculaire une tumeur ligneuse à forme variable, mais habituellement assez régulière.

Mais le plus souvent un ostéome intra-musculaire sera assez facilement distingué d'un syphilome des muscles. Dans le second cas, on notera l'absence de traumatisme causal, le développement insidieux, le peu d'acuité des douleurs, la constatation des accidents primitifs ou secondaires. Enfin, ici le traitement anti-syphilitique sera une vraie pierre de touche et, en amenant une amélioration ordinairement rapide, lèvera tous les doutes.

Il serait superflu d'insister sur le diagnostic de l'ostéome avec la hernie musculaire. Cette dernière est caractérisée par une tumeur molle quand on fait relâcher le muscle, dure lors de la contraction musculaire, par conséquent, de consistance inégale suivant les divers états du muscle. Enfin, la ponction exploratrice sera ici très utile pour dévoiler la nature de la lésion.

Le fibrome aussi est habituellement facile à diagnostiquer. C'est une tumeur dure, mobile, non douloureuse, n'amenant pas ordinairement de grands troubles fonctionnels et n'empêchant pas les contractions musculaires.

Les kystes hydatiques, au début, présentent un certain nombre de signes physiques identiques à ceux des ostéomes, mais leur excessive rareté doit les faire éliminer et, dans les cas douteux, la ponction exploratrice restera le meilleur moyen de diagnostic.

Le sarcome ossifiant peut être difficile à différencier des ostéomes. Seulement dès le début il semble faire corps avec l'os ; il respecte au moins pendant un certain temps les articulations ; il est chaud au toucher et tend à envahir la peau. Cependant souvent le diagnostic est difficile.

Les ostéomes ostéogéniques se rapprochent des ostéomes par leur forme et leur consistance. Mais les exostoses apparaissent en général avant le complet développement du squelette. Elles surviennent habituellement entre dix et vingt ans; en outre, elles sont presque toujours multiples et le plus souvent héréditaires.

On peut encore confondre l'ostéome avec une fracture d'un os, une luxation avec cal difforme comme le fit un chirurgien de Paris à propos de la malade qui fait le sujet d'une de nos observations. La radiographie seule permettra en ces cas de faire le diagnostic.

Enfin, parfois même au début, un ostéome pourrait être pris pour un point d'hystéro-traumatisme comme le cas se produisit pour la malade dont M. Rollet a rapporté l'observation. C'est une cause d'erreur à laquelle il faudra songer, surtout quand le sujet malade sera une femme.

CHAPITRE V

ANATOMIE PATHOLOGIQUE

Siège. — Chez l'homme les ostéomes intra-musculaires se localisent surtout dans certaines régions. Cette
localisation est commandée par le travail plus considérable des muscles de ces régions. Ainsi les adducteurs de
la cuisse sont les muscles les plus souvent atteints, car ils
sont les plus exposés aux traumatismes particuliers, répétés
comme dans l'action de se tenir à cheval. Ainsi sur 19 cas
que Schmitt a rassemblés, 14 siègeaient sur les adducteurs. Dans une revue générale récemment parue dans
la *Gazette des hôpitaux*, M. Boudin, interne des hôpitaux, sur 55 cas suivants donne la répartition suivante :

Muscle moyen adducteur . . 32
— grand adducteur . . 8
— vaste externe . . . 4
— vaste interne. . . . 3
— pectiné 2
— droit antérieur . . . 1
— droit interne. . . . 1
— biceps fémoral . . . 1
— psoas iliaque . . . 1
— brachial antérieur . . 2
— biceps huméral . . . 2

Du petit nombre de cas observés chez la femme, il est permis de dire que cette règle ne sera plus la même. C'est que la cause habituelle des ostéomes chez l'homme, cause qui produit ce qu'on appelle l'ostéome des cavaliers, n'existe plus dans le sexe féminin. C'est pourquoi, dans les cinq cas relatés ici, un seul appartient aux muscles de la cuisse et encore ce muscle est le vaste interne qui, dans la statistique précédente, ne donne qu'une moyenne de 1 sur 20.

Nombre. — Chez la femme, comme chez l'homme l'ostéome intra-musculaire est habituellement unique. Néanmoins les cas sont assez fréquents dans lesquels on a pu en compter plusieurs. Tout d'abord ils peuvent être multiples dans une même région. Ainsi, M. le Dr Rollet a-t-il trouvé, lors de son intervention, plusieurs petites productions osseuses voisines les unes des autres. Il en est de même dans les cas de Ferron, Labrevoit, Sieur. On a même cité des cas de tumeur osseuse bilatérale (Schmitt, Labrevoit, Rigal). Cette multiplicité vient à l'appui de ce que nous dirons tout à l'heure à propos des rapports de l'ostéome localisé et de certains cas de myosite ossifiante.

Volume. Forme. — Leur volume est très variable. A coté d'ostéomes minuscules, gros comme un grain de millet (Rollet), on en a cité qui atteignaient des dimensions considérables, jusqu'à 27 centimètres de longueur sur 7 centimètres de largeur (Barth).

La forme en est aussi très variable. Parfois ce sont de fines aiguilles, stalactites osseuses incluses dans le muscle ;

d'autres fois, on trouve des lamelles osseuses régulières, couchées entre les diverses courbes musculaires. Enfin, parfois ce sont des masses arrondies avec quelques pointes déchiquetées.

Mais habituellement la caractéristique de la tumeur osseuse est d'être irrégulière, à pointes multiples, à consistance dure.

Etat des tissus voisins. — Au niveau de la tumeur osseuse, la peau est saine, de coloration normale et parfaitement mobile sur les tissus sous-jacents. Elle ne présente aucune espèce d'altération pathologique. Comme le tissu cellulaire sous-cutané, elle est indépendante de ce processus ossifiant.

Les lésions ne commencent qu'au niveau du muscle et de sa gaine. Les fibres musculaires enveloppent complètement la tumeur osseuse, lui forment comme une enveloppe. Le muscle au contact de l'ostéome peut s'épaissir, donner au toucher une sensation dure, cartilagineuse.

Il en est de même de la gaine.

Examen microscopique. — *a) Tissus voisins.* — Habituellement, quand l'ostéome a acquis un certain volume, il est presque complètement entouré d'une courbe fibreuse qui le sépare du muscle; les fibres musculaires présentent tantôt les caractères de la myosite hyperplasique, avec augmentation du nombre des noyaux, allongement en fuseau d'un certain nombre de cellules ; tantôt les caractères de la tuméfaction trouble (opacité des faisceaux, présence de nombreuses granulations dans leur intérieur) et même la dégénérescence vitreuse. En un mot, il existe des cas dans lesquels on observe, concurremment avec l'ostéome, les phénomènes histologiques de l'inflammation musculaire (Mante).

b) Tumeur. — La tumeur est formée de tissu osseux. Seulement, ce tissu est loin d'être dans tous les points de la tumeur au même degré de développement. Habituellement, il existe un mélange de tissu osseux et cartilagineux.

L'observation du professeur Coyne (observation de Ferron) est particulièrement intéressante en ce sens qu'on peut y suivre le développement du tissu osseux. Dans ce cas, il s'agissait d'un ostéome composé de deux parties; une portion périphérique dure, compacte, recouvrant comme d'une coque une portion centrale, molle dans son tiers supérieur, dure, osseuse dans ses deux tiers inférieurs. La portion molle était constituée par du tissu conjonctif avec des dépôts de cellules embyonnaires disposées entre quelques-unes de ces trouées. Les deux-tiers inférieurs de la portion centrale étaient constitués par des fibres musculaires dégénérées avec prolifération notable du tissu conjonctif interstitiel; du tissu conjonctif analogue à celui qui constituait le tiers supérieur entourait le noyau musculaire dégénéré et se mettait en relation avec la coque extérieure par des travées à direction centrifuge, dont la partie centrale, aboutissant au tissu conjonctif était formée de tissu cartilagineux et dont la partie périphérique était du tissu osseux. Enfin, la coque extérieure était du tissu osseux bien net dont les travées à ostéoblastes évidents remplissaient des espaces irréguliers, remplis de tissu conjonctif embryonnaire avec vaisseaux très dilatés.

En résumé, le tissu osseux provenait d'une inflammation probable du tissu musculaire, le tissu conjonctif néoformé avait donné lieu dans la suite à du tissu cartilagineux, puis à du tissu osseux.

L'examen (inédit) de M. le Dr Gasser, dont nous avons pu étudier les préparations, fait voir outre les lésions secondaires, dont nous avons déjà parlé, les détails suivants : la tumeur était composée de bandes de tissu très irrégulières, se propageant dans toutes les directions longuement découpées sur leurs bords; ce tissu était parcouru par de fines stries sensiblement parallèles aux abords donnant l'image que fournissent les lamelles osseuses.

Çà et là dans l'intérieur, assez irrégulièrement disposés, se voyaient des orifices à sections régulièrement rondes ou ovalaires pour la plupart, parfois irrégulièrement découpées, d'un diamètre moyen de 30 à 40 μ. A un grossissement suffisant, on pouvait constater qu'ils étaient ornés d'un revêtement pavimenteux et qu'ils contenaient des globules sanguins. En somme, ils présentaient l'apparence habituellement des canaux de Havers.

Entre les canaux de Havers et la périphérie dans les bandes de tissu sus-mentionnées étaient disposés d'une façon assez nettement concentriques aux orifices ou parallèlement aux bords de petits corpuscules que l'on pouvait étudier surtout dans les coupes colorées au carmin aluné. Allongés et quelquefois irréguliers de 5 à 7 μ de longueur, ils étaient contenus dans une cavité environ deux fois plus grande qu'eux, creusés dans la substance même sans revêtement apparent ; en un mot, on avait sous les yeux de véritables corpuscules osseux, de véritables ostéoblastes.

Les lacunes laissées libres à l'intérieur de la tumeur par les découpures et les anfractuosités du tissu osseux sont remplies par un tissu lâche, dans lequel on rencontre tous les éléments de la moelle osseuse, vaisseaux capillaires, médulaires, myéloplaxes (peu abondants toutefois), cellules adipeuses en grande quantité.

Parfois la structure de cette moelle est simplement constituée par ses tractus fibro-conjonctifs contenant de nombreuses cellules lymphatiques. On trouve aussi en notables proportions des amas sanguins régulièrement arrondis, de 150 à 200 μ de diamètre, constitués par des globules rouges bien conservés et par quelques globules blancs (en proportion analogue à celle du sang normal). Ils sont limités par un simple anneau conjonctif revêtu d'un épithélium pavimenteux à gros noyaux. Ces amas sont désséminés dans la tumeur par groupe de trois ou quatre et simulent à première vue des productions angiomateuses analogues à celles que l'on rencontre parfois dans la glande hépatique.

La périphérie de la tumeur est revêtue d'une mince couche fibreuse qui, sur certaines coupes colorées au picro-carmin, semblent envoyer vers l'intérieur quelques fibres arciformes, mais ce tissu périphérique ne rappelle que de loin la structure si bien définie du périoste.

Enfin les espaces lamaires qui renferment la moelle s'ouvrent au dehors et l'on peut voir que certains renferment un capillaire, vaiseau d'alimentation probablement, revêtu d'un fin soutènement fibro-conjonctif.

Il semble dans ce cas que l'hématome ait donné

naissance à du tissu conjonctif qui, à son tour, aurait été le point de départ de l'osteogénèse.

En résumé, il résulte des derniers examens histologiques que l'on rencontre du véritable tissu osseux dans les ostéomes musculaires. (Mante.)

CHAPITRE VI

PATHOGÉNIE

La pathogénie des ostéomes intra-musculaires est très discutée. Trois théories se trouvent en présence : la *théorie hématique* admettant la transformation osseuse des caillots sanguins ; la *théorie périostée* expliquant la présence des ostéomes intra-musculaires par le développement osseux d'un lambeau périostique arraché de la périphérie de l'os au moment de la contraction des muscles, enfin la *théorie de la myosite ossifiante* faisant dériver l'ostéome d'une inflammation chronique du tissu conjonctif intra-musculaire. Cette pathogénie des ostéomes musculaires est un des points les plus intéressants de leur histoire. Aussi allons-nous développer ce chapitre avec un soin spécial, passer successivement en revue les raisons qui plaident en faveur de chaque théorie ou les faits qui les réfutent. Et, enfin, nous nous permettrons de rapprocher de certains faits d'ostéomes intra-musculaires, certaines observations de myosite ossifiante progressive, en nous demandant, sans oser l'affirmer, s'il n'existe pas entre ces deux affections, de prime abord si dissemblables, un certain lien de parenté. Naturellement la pathogénie de ces ostéomes chez la femme ne présente rien de particulier. Aussi ferons-nous en général l'étude de leur pathogénie.

I. THÉORIE HÉMATIQUE

Seydeler[1] le premier émit l'idée que l'ostéome intra-musculaire était dû à la transformation fibreuse, puis osseuse du caillot sanguin. Plusieurs chirurgiens accep-tèrent son idée. Citons Charvot[2], Boppe[3], Demmler[4], Nimier[5], Ramonet[6], Orion[7], enfin tout récemment encore Mante[8] s'en déclara partisan convaincu.

Voici ce qui se passe habituellement : « A l'occasion d'un traumatisme violent direct, un coup de pied de cheval le plus souvent, un coup de tête comme dans le cas rapporté par M. le Dr Rollet, ou encore à l'occasion d'une violente contraction musculaire, il se produirait une déchirure d'un certain nombre de fibres musculaires avec leurs vaisseaux nourriciers, soit encore des vaisseaux sans les fibres musculaires. Dans les deux cas donc il existerait une rupture vasculaire.

« Celle-ci entraîne de toute nécessité un épanchement sanguin plus ou moins volumineux, plus ou moins diffus et qui, pour le cas actuel, serait pour ainsi dire encapsulé.

[1] Seydeler, *Deuts. milit. Zeit.*, p. 33, 1879.

[2] Charvot, *Rev. de chir.*, p 704, 1881.

[3] Boppe, Dans un cas d'ostéomes musculaires. Opération *(Arch. méd. mil.,* février 1892).

[4] Dennber, Un cas d'ostéome du droit antérieur. Etiologie de ces tumeurs *(Arch. méd. mil.,* août 1892).

[5] Nimier, Ostéomes des rénales *(Gaz. hebdom.,* 18 mars 1893 et p. 123, I, 1894).

[6] Ramonet, Hémato-ostéomes du moyen adducteur *(Archiv. méd. mil.,* juin 1893).

[7] Omom, *Arch. méd. mil.,* février 1895.

[8] Mante, Ostéomes muscul. *(Montpellier médical,* 1895).

Tandis que, dans beaucoup de cas, l'hématome s'organise pour ainsi dire dans le sens fibreux, absolument à la façon d'un caillot embolique ou thrombosique, dans le cas où l'ostéome doit s'ensuivre, il y aurait néoformation de tissu osseux. » (Maute.)

Voici donc quel serait, d'après certains auteurs, le mécanisme de l'ostéome musculaire. C'est l'opinion de Maute, Nimier. Ces chirurgiens s'appuient pour soutenir leur thèse sur un fait de Ramonet. Ce dernier a cru publier une observation probante de transformation osseuse d'un épanchement sanguin. Dans ce cas, il pense avoir surpris « l'hématome en voie d'ossification ». Pour qu'on s'en fasse une idée bien nette, nous reproduisons ici en entier l'observation de Ramonet et ensuite nous essaierons de la réfuter.

Ostéome du moyen adducteur enlevé le 26 avril 1826 sur un officier qui, surpris vingt et un jours auparavant par un écart de son cheval, avait fait pour se maintenir en selle un violent mouvement d'adduction des cuisses.

La peau et le tissu cellulo-adipeux sous-cutanés ayant été divisés, nous tombons directement sur la gaine aponévrotique du moyen adducteur ; l'incision de cette gaine donne issue à un verre à bordeaux de liquide séreux, transparent et citrin. Au-dessous de la couche liquide, nous trouvons un minuscule caillot, rouge foncé et noir dont le faible volume qui ne dépasse pas celui d'une noisette, contraste singulièrement avec la quantité relativement considérable épanché ; il n'existe aucun dépôt de fibrine.

En introduisant l'indicateur dans la cavité béante qui s'offre à nos yeux, nous découvrons qu'elle est close de toutes parts. L'épanchement liquide, placé en avant du moyen adducteur entre le muscle et sa gaine, était entouré d'une membrane adventice, mince, adhérente, transparente, laissant apercevoir comme à travers une fine gaze, les tissus sous-jacents. Des productions d'une dureté osseuse, hérissées d'aspérités, impossibles à entamer avec le bistouri et formant trois groupes distincts, chacun de la grosseur d'une aveline, sont disséminés en trois îlots indépendants les uns des autres, sur les fibres musculaires du moyen adducteur, sur sa gaine et sur son tendon à insertion au pubis. Les néoformations sont latéralement incrustées dans les tissus qui les sup-portent, mais n'adhèrent ni au pubis, ni au fémur.

L'examen microscopique des trois tumeurs révèle leur nature osseuse. Le petit caillot rouge brun est un caillot en règle. Quant au liquide inclus dans la tumeur, nous n'avons pu l'analyser, attendu qu'il s'est inopinément écoulé au moment de l'incision; toutefois sa coexistence avec un caillot sanguin dûment constaté à l'examen microscopique nous autorise assurément à conclure que ce liquide n'était autre que la sérosité sanguine.

Il résulte de ces constatations la conclusion suivante : Notre malade à la suite d'un violent mouvement d'adduction, nécessité par l'écart de son cheval, avait contracté un hématome du moyen adducteur droit et cet héma-tome était en train de se transformer en ostéome.

En effet 1 gramme de caillot pour près de 100 gram-mes de sérum ! Et-ce là le rapport normal existant entre ces deux parties constituantes du sang issu des vaisseaux ?

Le caillot est en déficif manifeste, c'est indiscutable, qu'est-il devenu ? Il n'a pu assurément se résorber, alors que le sérum moins dense que lui n'a pas subi de résorption : car la physique et la clinique sont d'accord pour nous enseigner que c'est precisément le phénomène inverse qui se produit dans l'évolution des collections sanguines. Dès lors, force nous est d'admettre que le caillot à été confisqué et utilisé au profit et pour le besoin des néoformations osseuses que nous avons mentionnées ; il ne s'est pas résorbé, il n'a fait que changer de forme anatomique.

Réfutation de la théorie hématique.

Tout d'abord il serait curieux que les caillots sanguins aient la propriété de se transformer en tissu osseux dans les muscles, tandis que dans aucun autre tissu on n'en cite d'exemples. Pourquoi n'observerait-on pas des ostéomes dans les collections sanguines développées au sein de n'importe quel autre organe. Ainsi les hématones sous-cutanés sont très fréquents, et pourtant on ne cite aucun cas d'ostéomes sous-cutanés dû à l'extravasation sanguine.

De plus, le caillot dont parle Ramonet, et qui avait diminué de volume, était tout simplement en voie de résorption. Il ne semble pas qu'il ait dû être forcément utilisé pour les besoins des néoformations osseuses.

Aucun auteur ne signale la transformation osseuse d'un épanchement sanguin. Ainsi, à l'article « Contusion » du *Traité de chirurgie*, Reclus s'exprime ainsi en parlant des épanchements sanguins : « Rien n'est plus variable que l'évolution de la poche, parois et contenu. Tantôt des caillots se déposent ; le sérum se résorbe, laissant des

masses d'abord poisseuses comme du raisiné, mais qui
finissent par se concréter en strates dures, prises parfois
en travers des téguments, pour des tumeurs fibreuses ou
même des exostoses. Tantôt, au contraire, la portion
séreuse se conserve, les hématies se dissolvent et les
matières désagrégées se résolvent ; il ne reste plus
plus qu'une collection liquide dont la substance colorante
passe successivement du brun foncé au brun clair, au
jaune verdâtre, au jaune paille, et peut devenir même
absolument transparente. Lorsque le traumatisme remonte
à plusieurs années, l'origine de ce kyste est souvent
méconnue. »

Enfin, pour terminer, nous citons les conclusions d'une
thèse lyonnaise sur l'évolution des hématomes musculaires [1].

Un épanchement sanguin intra-musculaire est suscep-
tible de déterminer, au sein de l'organe dans lequel il s'est
formé, des phénomènes d'irritation qui aboutissent :

a) A l'enkystement quelquefois ;

b) Plus souvent à une modification du tissu musculaire
qui, au point de vue anatomo-pathologique, se rapproche
du carcinome.

En résumé donc il semble bien que la théorie hématique pour expliquer les ostéomes intra-musculaires n'est
pas admissible.

II. Théorie périostée

On suppose, dans cette théorie, qu'à l'occasion d'un

[1] Carrive, thèse de Lyon, 1898. *Sur un Point particulier des hématomes musculaires.*

traumatisme assez violent, les fibres musculaires, dans leur contraction de défense, arrachent le périoste seul ou le périoste avec des lamelles osseuses superficielles. Transporté dans le muscle, ce tissu continue à former de l'os et alors on voit se développer l'ostéome.

Arloing est un des premiers auteurs qui ait émis l'idée de l'origine périostée des ostéomes. A sa suite vinrent Delorme, Berthier, Sieur. « Sous l'influence, dit ce dernier, d'une contraction brusque, violente, incoordonnée, un certain nombre de fibres peuvent être arrachées et avec elles le lambeau du périoste sur lequel elles s'insèrent. Le fragment de périoste ainsi arraché est entraîné plus ou moins haut dans l'épaisseur du muscle et, comme il a conservé toutes ses propriétés ostéogéniques, il donne naissance à un os nouveau. » A ce propos, M. Ollier[1], dans un article de la *Province médicale* 1898, rappelle que les ossifications intra-musculaires ne se produisaient dans ses expériences que lorsque le périoste était en même temps dilacéré et irrité. Pour soutenir cette théorie, Berthier[2] entreprit des expériences qui semblent tout à fait concluantes. Nous les rapportons ici :

« Par une incision convenablement pratiquée à la face interne de la cuisse, ayant mis à nu les insertions des adducteurs sur le fémur, on choisit un point du périoste qui donne attache aux fibres musculaires. Un lambeau périostique fut délimité et détaché en respectant la substance osseuse sous-jacente. Les fibres musculaires se rétractèrent, en ramenant avec elles le lambeau du pé-

[1] Ollier, *loco citato*.
[2] Berthier, *Bull. de la Soc. de chir.*, p. 552, 1894.

rioste et, afin que la greffe pénétrât bien dans le muscle, quelques décharges électriques furent appliquées sur la région après que l'incision fut suturée et oblitérée par un pansement antiseptique.

Les lapins ont été successivement soumis à cette expérimentation et sacrifiés après un délai variable : 5 jours 9 jours, 15 jours et 4 mois. Comme toutes les précautions antiseptiques avaient été prises au moment de l'opération, chez aucun d'eux il ne s'est produit de suppuration.

Après durcissement des fibres musculaires contenant les productions osseuses, des coupes colorées au carmin aluné ont permis de faire les constatations suivantes :

Chez les lapins sacrifiés dans les treize premiers jours après l'opération, la masse néoformée est bordée d'une lame fibreuse périostée : elle présente deux zones de structure différente. La plus grande partie est constituée par du tissu cartilagineux. La zone périphérique en contact avec la lame fibreuse est formée par une lame osseuse sillonnée de lames, larges canaux vasculaires, à la surface desquels on distingue des cellules endothéliales. Dans cette zone, les éléments cellulaires ont l'aspect de cellules osseuses fœtales.

Aucune limite n'existe entre les deux zones osseuse et cartilagineuse, cette dernière étant pénétrée par des prolongements osseux autour desquels s'observe d'une façon évidente la transformation du cartilage en os.

L'ostéome expérimental datant de quatre mois est constitué, contrairement au périoste, par de l'os compact analogue à la substance de la cavité corticale de la diaphyse des os longs et contenant des canaux de Havers étroits.

Il est entouré d'une même cavité périostée, sur laquelle

viennent s'insérer, presque à angle droit, les fibres musculaires ; entre les deux lames d'ostéomes rugueux et durs il n'existe donc qu'une différence d'âge, et reconnaissent pour origine un lambeau de périoste arraché et irrité.

Dans ses expériences, M. Berthier a remarqué que l'ostéome expérimental suit dans son développement les mêmes règles que l'ostéome ordinaire qui survient après un traumatisme.

De plus, au microscope, il est impossible d'établir aucune règle de démarcation entre ces deux productions. L'ostéome humain et l'ostéome expérimental ont donc la même évolution et la même constitution.

Les expériences permettent aussi de se rendre un compte exact de certains faits particuliers observés en clinique. Ordinairement, en effet, on observe des tumeurs osseuses intra-musculaires présentant une base d'implantation plus ou moins considérable au niveau de l'os, mais parfois l'ostéome est nettement isolé au milieu de la masse musculaire. Expérimentalement, on peut reproduire ces deux états. Si, en effet, on laisse une légère couche de périoste adhérente à l'os, on produit un ostéome expérimental adhérent; dans le cas contraire, la tumeur est isolée.

A cette théorie périostée nous voulons faire plusieurs objections. Delorme même avait repris des expériences pour en montrer la fausseté. Comme les expériences de M. Berthier nous les rapportons ici longuement, pour qu'on puisse juger en toute connaissance de cause.

1° Les tractions les plus énergiques faites avec les deux mains sur les tendons des adducteurs bien mis à nu et

serrés transversalement avec une pince près de leurs
points d'insertion ne déterminent aucune séparation
périostée ou osseuse. Or, ces tractions sont déjà supé-
rieures à celles que pourrait exercer le muscle sur ses
attaches.

2° a). Sur le cadavre d'un adulte, des tractions
de 130, 150 kilogrammes mesurées au dynamomètre et
exercées sur le tendon supérieur du moyen adducteur, très
près de ses attaches, entraînent la destruction des fibres
tendineuses saisies, mais elles ne peuvent détacher l'épine
pubienne ni même son périoste.

b) Une traction de 16 kilogrammes ne peut séparer
l'insertion périostée du tendon du moyen adducteur,
débarrassé cependant des fibres épaisses de renforcement
de la cloison intermédiaire interne et saisi près de ses attaches. Cette traction amène seulement la rupture des fibres
saisies par les pinces.

Nous passons trois expériences analogues.

f) Dans une expérience, j'ai cherché par un vigoureux
coup de marteau à diminuer la résistance du périoste au
niveau des attaches du moyen adducteur mises à nu.
Celui-ci n'a pas cédé malgré une traction de 120 kilogrammes. Je m'en suis tenu à cette seule expérience, après
avoir réfléchi qu'un traumatisme direct, capable de diminuer la solidité des connexions périostiques, doit d'abord
dissocier, détruire les fibres musculaires au point
frappé, par conséquent rendre impossible le décollement
et la séparation du lambeau périostique qui nécessite un
effort musculaire excessif, partant l'intégrité absolue des
fibres.

A ces expériences nous répondrons qu'il est peut-être

difficile de conclure du cadavre au vivant. La comparaison n'est pas exacte. Et de ce que, sur le cadavre, les fibres musculaires ne peuvent arracher le périoste, s'ensuit-il que chez l'homme qui respire et quand elles sont dans toute leur intégrité, elles ne peuvent produire cet effet ?

De plus, M. Delorme n'a pas obtenu d'arrachement périostique, parce que la traction en masse qu'il opère se répartit uniformément sur toute la masse musculaire, donnant pour chaque unité de surface, pour chaque fibre en particulier, une traction relativement faible. Pour qu'un lambeau périosté, une lamelle du périoste soit enlevée, il faut une contraction brutale, vive, ce que M. Delorme ne pouvait reproduire expérimentalement, d'intensité anormale et surtout *incoordonnée*. En outre, il n'est nullement nécessaire qu'une lamelle de périoste soit arrachée pour produire un ostéome ; une parcelle infiniment petite doit être suffisante.

Enfin, à l'appui de cette théorie, nous citerons les observations de Depage *(Archives de Bruxelles*, 1828), où l'on vit, après traumatisme, un petit fragment d'os détaché (et cela fut constaté par la radiographie) former quinze jours plus tard un véritable ostéome.

En résumé, la théorie périostée pour l'explication des ostéomes intra-musculaires semble donc bien admissible. L'histogenèse, l'expérimentation et la clinique s'accordent à nous faire adopter ce mode pathogénétique.

III. Théorie de la myosite ossifiante

Dans cette théorie on admet que les néoformations os-

seuses sont du ressort des phénomènes inflammatoires.
Elles ont lieu par des modifications successives du tissu
conjonctif intra-musculaire préalablement hypeplasié.
Leur développement s'opère « soit à la suite de frotte-
ments, de tiraillements, de succussions, de chocs répétés,
ou bien plus souvent autour d'un foyer de rupture musculaire produit par une contraction brusque ou une dis-
tension (Berger). Beaucoup d'auteurs se sont rangés
à cette théorie. Citons entre autres Wolkman, Gazin,
Rigal, Lalesque, Favier et Schmit, Le Dentu. Delorme
déclare que « l'ossification directe des muscles trauma-
tisés, primitive ou secondaire, principale ou accessoire,
paraît admissible jusqu'à plus ample informé ».

Pour concevoir cette théorie, il faut admettre que le
tissu conjonctif peut produire de l'os. Or l'expérimentation vient prouver le contraire. Nous avons cité tout à
l'heure l'opinion d'Ollier, qui jamais dans ses expériences
n'a pu, malgré tous les traumatismes imaginables, faire
produire de l'os par le muscle seul.

Plus tard, le Dr Mante a cherché par l'expérimentation
à se rendre compte, dans la genèse des ostéomes de la part
qui revenait à l'irritation des muscles. Dans une de ses
expériences par toutes sortes de traumatismes il n'a
pu constater de formation osseuse par le tissu conjonctif intra-musculaire.

D'ailleurs la clinique est là pour appuyer l'expérimentation. Jamais l'irritation musculaire n'a déterminé
de productions osseuses. Comme le dit Capmas dans sa
thèse, « les contusions, les traumatismes s'observent
journellement sur les muscles les plus divers sans ossifications ultérieures. Les suppurations, les phlegmons des

gaines musculaires, les abcès ossifluents produisent fréquemment des irritations musculaires aiguës, chroniques dans les régions les plus variables et cela sans production d'ostéomes. On ne signale pas non plus que l'irritation produite par la présence de corps étrangers intramusculaires en ait déterminé. »

Le muscle seul ne peut donc pas produire d'ostéome musculaire. Pour les expliquer, peut-être pourrait-on comme l'a fait M. Bard, invoquer la présence dans certains muscles d'os sésamoïdes aberrants ? « Il nous paraît probable, dit-il, qu'il s'agit en pareil cas d'hypertrophie irritative, née sous l'influence directe de l'action traumatique, et portant sur les os sésamoïdes aberrants, qui ne sont pas aussi rares qu'on pourrait le croire au voisinage des insertions musculaires. » Comme réponse, on peut dire que cette explication ne peut convenir qu'à certains cas très restreints. D'ailleurs, les os sésamoïdes sont-ils aussi fréquents ? Ce n'est pas l'avis des anatomistes..

Mais si le tissu conjonctif ne peut lui seul fournir de l'os, il peut, peut-être au contact de lambeaux périostiques, disons même du voisinage d'ostéoblastes, se transformer et arriver à constituer par lui-même du tissu osseux.

C'est ce que pense Ollier. Il appelle cela la théorie de l'action de présence, c'est-à-dire de l'action exercée par les ostéoblastes sur les autres éléments conjonctifs à l'état naissant. Peut-être qu'ainsi, sous une action nerveuse quelconque, de proche en proche, le long des faisceaux conjonctifs intra-musculaires, le périoste pourrait amener la transformation des éléments conjonctifs en éléments osseux.

Et ne pourrait-on pas, à ce propos, faire un certain rapprochement entre la myosite ossifiante progressive et l'ostéome musculaire localisé? Et ainsi la myosite ossifiante progressive reconnaîtrait le périoste pour origine anatomique.

Nous allons essayer d'établir une comparaison entre les deux formes de productions osseuses dans les muscles.

Tout d'abord l'âge n'établit pas une ligne de démarcation bien nette entre ces deux affections. Certainement d'une façon habituelle la myosite ossifiante progressive se déclare dans le très jeune âge. Mais cependant nombreuses sont les observations d'adultes atteints de cette maladie.

Habituellement, l'ostéome intra-musculaire localisé se développe à la suite d'un traumatisme. Souvent aussi le traumatisme semble être le *primum movens* de l'origine ou des poussées successives de myosite ossifiante progressive.

En revanche, on a vu parfois l'ostéome intra-musculaire localisé survenir sans traumatisme antérieur. Témoin le cas de Kousmine ou ceux de Barth et Hayem.

Souvent la myosite ossifiante progressive débute sans fièvre et sans symptômes généraux, et ce n'est que par hasard que le malade découvre dans un de ses muscles le premier ostéome.

Dans la myosite ossifiante progressive, le sexe masculin paye un plus large tribut que le sexe féminin. Il en est de même dans l'ostéome intra-musculaire localisé.

Pour expliquer la myosite ossifiante, on a invoqué une action mal définie du système nerveux. Or, des cas d'ostéome intra-musculaire localisé existent, survenus à la suite de lésions nerveuses simples. Ainsi Hayem a observé dans un cas d'arthropathie de l'épaule chez un ataxique, le développement de plaques osseuses dans l'épaisseur du biceps. Barth, chez un sujet atteint d'arthrite déformante de la hanche, a constaté dans le muscle droit antérieur de la cuisse une plaque osseuse longue de 27 centimètres et large de 7 centimètres.

Enfin, pour la myosite ossifiante, on a mis en jeu le périoste. Pour Pineus, c'est du périostisme latent. Sous l'influence du traumatisme intra-partum, chez le prédisposé, des germes se détacheraient du périoste et chemineraient le long des aponévroses et des tendons ; ils arriveraient dans les muscles, peut-être par voie lymphatique. Ces germes périostiques y resteraient silencieux, jusqu'à ce qu'une cause insignifiante, un traumatisme, réveille leur activité. Malheureusement, on ne conçoit pas bien des métastases ayant une prédilection marquée pour les muscles et n'allant pas, en suivant la voie lymphatique, jusqu'aux ganglions.

Quoi qu'il en soit, il existe certains points de ressem - blance entre l'ostéome intra-musculaire localisé et la myosite ossifiante progressive. Il n'y a entre eux qu'une question de degré. Dans un cas, les ossifications sont multiples ; dans l'autre, elles sont uniques. Certainement, parmi les cas de myosite ossifiante progressive, un triage est à faire et peut-être tous ne relèvent pas de la même pathogénie, de même que tous les cas d'ostéome intra-musculaires ne doivent point avoir la même explication. Parfois, certainement, à l'occasion d'un traumatisme, un lambeau périostique est arraché et explique l'ostéome. Mais dans certains cas, peut-être y a-t-il, antérieurement une parcelle de périoste enlevée, tenant sa vitalité à l'état latent.

Mais dans tous les cas, pour les deux affections, il semble bien que la théorie périostée seule dans les deux cas puisse en donner l'explication.

Malheureusement, dans les observations d'ostéome intra-musculaire localisé, les antécédents héréditaires et personnels du malade en général ne sont pas signalés, de sorte qu'on ne peut savoir si dans les deux affections, certaines maladies, comme le rhumatisme, ne joueraient pas un rôle prédisposant.

CHAPITRE VII

TRAITEMENT

Maintenant, quel traitement devons-nous appliquer aux ostéomes qui nous occupent ?

Naguère, comme on prenait ces productions pour des hématomes, on essayait le massage. On a vu même, sous son influence, des ostéomes diminuer ou même disparaître complètement, surtout lorsqu'on s'y était pris dès le début. Ainsi, un des malades que M. Delorme voulait opérer fut traité d'abord par le massage ; deux mois après, la tumeur avait tellement diminué que toute autre intervention fut abandonnée. M. Charvot cite, chez presque tous ses malades, une amélioration assez considérable survenue par ce mode de traitement. Seulement, il faut ordonner le massage dès le début des accidents, quand l'os est encore à l'état embryonnaire. Plus tard, on a affaire à un os définitivement constitué, et alors tout massage est inutile.

Que doit-on faire alors ?

Dans certains cas, l'ostéome intra-musculaire ne provoque aucune douleur, ne gêne en rien les contractions musculaires ni les mouvements des articulations.

En pareille circonstance, on peut temporiser.

Parfois, on peut se trouver en présence d'ostéomes musculaires très volumineux. Leur ablation entraînerait des dilacérations considérables, exposerait souvent à la blessure de vaisseaux et de nerfs importants. En pareil cas, intervenir, ce serait compromettre à jamais le fonctionnement d'un membre et même la vie de l'individu. Il vaut mieux s'abstenir de toute intervention.

Dans les autres cas, il faut opérer. Autrefois, avant l'ère antiseptique, enlever un ostéome de moyen volume était regardé comme une opération grave.

Les premières interventions eurent même une terminaison fatale. Le premier malade qui fut opéré par Josephson suppura et ne put reprendre son métier. A la suite d'une opération de ce genre, Rigal voit son malade mourir de septicémie. Mais aujourd'hui, on peut ordinairement, sans danger, tout au moins au point de vue des dangers de suppuration, entreprendre ces opérations.

L'opération une fois résolue, il faut qu'elle soit précoce et complète. Précoce, car elle entraînera le sacrifice d'un volume moins considérable de tissu musculaire. De plus, l'articulation voisine de ces ostéomes est souvent immobilisée plus ou moins complètement. Si l'on temporisait trop longtemps, il serait peut-être difficile de lui rendre tous ses mouvements.

Il faut aussi que l'opération soit complète. Dans l'observation rapportée ici et due à l'obligeance de M. Rollet, deux interventions successives furent nécessaires, et à chacune d'elles ou trouva des fragments osseux dans le muscle.

Lors de la dernière opération autour de la masse principale, M. Rollet découvrit deux ou trois petits dépôts osseux en voie de formation et gros comme des grains de millet. Dans tous les cas, le chirurgien devra donc, par la vue et surtout par le toucher, se rendre compte que l'ablution est bien complète et qu'aucune parcelle osseuse ne lui échappe. Dans tous les cas, il sera toujours prudent d'avertir le malade d'une récidive possible.

Quant à l'intervention elle-même, elle est des plus simples.

On met la tumeur à nu ; on la dissèque soigneusement avec la rugine et le bistouri, en suivant la paroi interne de la coque fibreuse qui l'entoure et protège les parties voisines.

« L'ostéome est détaché d'un coup de ciseau de son attahe à l'os, quand elle existe ; on rugine jusqu'à ce que le tissu compact de la diaphyse osseuse apparaisse, s'efforçant de ne laisser une lamelle osseuse adhérente à l'os. On se met, en agissant de la sorte, à l'abri d'une récidive, toujours à craindre si l'ostéome n'est pas complètement enlevé au niveau de ses insertions osseuses. »

Après guérison complète de la plaie il faut souvent recourir au massage, aux bains, aux douches de vapeur, aux frictions excitantes, pour rendre au muscle sa contractilité compromise, sa grosseur normale s'il est déjà atrophié ; aux articulations, si elles sont atteintes de raideur, leur mobilité primitive.

Il serait superflu d'ajouter que ces interventions d'ostéome intra-musculaire doivent être faites avec l'asepsie la plus rigoureuse, sous peine de voir le résultat compromis.

CONCLUSIONS

I. Les ostéomes intra-musculaires sont extrêmement rares chez la femme (cas de Hutchinson, Loison, Rollet, Kauzmine, Tillaux). Ils sont consécutifs dans la généralité des cas à un traumatisme.

II. Par ordre de fréquence chez l'homme, le muscle le plus souvent atteint est le grand adducteur (32 sur 55), puis le moyen adducteur (8 sur 55), chez la femme, le vaste interne et le brachial antérieur 2 sur 5.

III. Les ostéomes intra-musculaires sont dus, ordinairement, à un arrachement périostique par les fibres musculaires et quelquefois à la transformation du tissu conjonctif intra-musculaire au contact du périoste irrité chez certains individus prédisposés, ce qui permet d'établir peut-être un rapprochement entre les ostéomes intra-musculaires et certains cas de myosite ossifiante progressive.

IV. Le diagnostic de l'ostéose intra-musculaire chez la femme peut présenter souvent, au début, de grandes difficultés à cause des symptômes nerveux qui font penser à une lésion névropathique.

V. La radiographie est très utile pour le diagnostic, cependant elle ne donne souvent que des renseignements incomplets sur le volume de la tumeur osseuse à cause de la différence d'évolution de ses divers points.

VI. L'opération sanglante doit être conseillée. Toutefois, il est bon d'avertir le malade qu'une récidive peut se produire.

BIBLIOGRAPHIE

APOLANT (H.), Arch. für pathol. Anatom. u. Phys., CXXX, I.

AURÉGAN, thèse de Bordeaux, 1891.

ALBERTIN, Province médicale, 1890.

BARD, Précis d'anatomie pathologique.

BERGER, Bulletins et Mémoires de la Société de chirurgie de
     Paris, 1893.

BERTHIER, Archives de méd. expérimentale, 1894.

BILLROTH, Deutsche Klinik, 1855, n° 27.

BOPPE, Arch. méd. militaire, 1892.

BOUVERET, thèse de Paris, 1878.

BRENSOHN, Berlin. klin. Woch. 1892.

BROCA, Bull. de la Société anatomique de Paris, 1850, XXV.

BULHAC, Ossification des tissus tendineux et musculaires.

BRAULT, Bulletin de la Société de chirurgie, 1898.

BOUDIN, Revue générale, Gaz. Hôp., 1899.

CHARVOT, Congrès français de chirurgie, Paris, 1892.

    — Revue de chirurgie, 1887.

COYNE, Journal de médecine de Bordeaux, 1895.

CAPMAS, thèse de Lyon, 1896-1897.

CARRIVE, thèse de Lyon, 1897-1898.

DELORME, Bulletin de la Société de chirurgie, 1893 et 1894.

DEPAGE, Archives de Bruxelles, 1898.

DEMMLER, Archives de médecine militaire, 1892.

FAVIER, id., 1888.

FERRON, Société d'anatomie et physiologie de Bordeaux, 1889-1890.

FOLLIN, Société de biologie, 1850-1851.

GAZIN, Archives de médecine militaire, 1892.

GUÉPIN, Société anatomique de Paris, 1893.

GYBNEY, Med. and Surg. Reporter, Philadelphie, 1877.

GODLEE, Clinical Society of London, 1886.

HEPP, Société anatomique de Paris, 1898.

HUTCHINSON, Société clinique de Londres, 13 janvier 1899.

HERINGHAM, Lancet, 1898.

JOSEPHSON, Ueber Osteome in den Adduktion-muskem von Cavalleristen.

LABREVOIT, Archives méd. militaire, t. XX.

LALESQUE, Journal de médecine de Bordeaux, 1889.

LEJARS, Traité de Duplay et Reclus.

LYOT, Traité de Le Dentu-Delbet.

LEGROS, Bull. de la Société anatomique de Paris, 1862.

MASCAREL, id., 1840.

MONTAZ, Dauphiné médical, 1896.

MOTY, Bull. méd. Nord, 1896.

MANTE, Nouveau Montpellier médical, 1895.

MUNRO, The Lancet, 1891.

MARTIN, Gaz. hôpitaux, 1897.

MICHANN, Société chir., 1893.

NIMIER, Gaz. hebd. Paris, 1893.

NISSIM, thèse de Paris, 1895.

ORLOW, Wiener med. Wochens., 1888.

OLLIER, Société de chirurgie de Lyon, 1898, in Lyon médical, 1898.

OUVRY, Revue d'orthopédie, 1897.

ORION, Gaz. hebdomadaire, 1895.

PONCET, Traité de Duplay et Reclus, t. II.

POLLARD, Lancet, 1882.

REYNIER, Presse médicale, 1899.

RABECK, Revue de Hayem, 1893.

ROLLET, Province médicale, 1898.

RODGERIS, Gaz. méd., 1834.

RIGAL, Société de chirurgie, 1894.

RAMONET, Gazette hebdomadaire, 1893.

SCHMITT, Revue de chirurgie, 1890.

— Arch. méd. militaire, 1890.

SIMSON, British med. Journal, 1886.

SIEUR, Huitième Congrès de chirurgie, Lyon.

SOULIER, Société de biologie, 1895.

TESTELIN et DAMBRESI, Gaz. médicale, 1839.

VIRCHOW. Traité des tumeurs.

YVERT, In Delorme, Soc. chirurgie, 1894.

TABLE

Lyon. — Imp. A. Rey, 4, rue Gentil. — 21889